Edward Ogunfolaju

A causa do autismo

Edward Ogunfolaju

A causa do autismo

ScienciaScripts

Imprint
Any brand names and product names mentioned in this book are subject to trademark, brand or patent protection and are trademarks or registered trademarks of their respective holders. The use of brand names, product names, common names, trade names, product descriptions etc. even without a particular marking in this work is in no way to be construed to mean that such names may be regarded as unrestricted in respect of trademark and brand protection legislation and could thus be used by anyone.

Cover image: www.ingimage.com

This book is a translation from the original published under ISBN 978-3-8484-9937-3.

Publisher:
Sciencia Scripts
is a trademark of
Dodo Books Indian Ocean Ltd. and OmniScriptum S.R.L Publishing group
Str. Armeneasca 28/1, office 1, Chisinau MD-2012, Republic of Moldova, Europe
Printed at: see last page
ISBN: 978-620-4-57523-0

ÍNDICE

Quais são as causas?...3

DESENVOLVIMENTO DO CÉREBRO...17

Quais são as melhorias?..20

Coloca-se agora a questão de saber porque é que os pais não conseguem procurar um diagnóstico precoce. Quais são as barreiras? 24

As opiniões das partes interessadas...32

Os tratamentos influenciam o prognóstico 37

A intervenção precoce produz melhores resultados 38

Comorbidades com autismo 39

Biblografia...44

Quais são as causas?

Uma condição neurológica cuja taxa de crescimento i-e é elevada em cada 68 crianças, a que nasce com autismo. Nascem mais machos com autismo do que fêmeas, que são cerca de quatro vezes. Embora não tenham sido encontrados quaisquer testes biológicos para ajudar o autismo, mas através deles podemos descartar as pessoas com autismo e é necessário determinar as causas desta doença em grande escala. O autismo é causado por uma variedade de factores e notou-se que estes factores parecem aumentar as probabilidades de desenvolvimento do autismo em jovens. Estes factores são

1. Testosterona fetal
2. Estudos de gémeos
3. Infecção em mulheres grávidas
4. Anticorpos Maternais
5. Drogas
6. Toxicantes Ambientais
7. Factores pós-natais
8. Síndrome do Vazamento Intestinal
9. Infecção viral
10. Stress oxidativo
11. Neurónios Amygdala

12. Chumbo

13. Mercúrio

14. Desenvolvimento do Cérebro

Testosterona fetal: - Foram publicados vários estudos que demonstram que altas quantidades de testosterona fetal podem causar comportamentos semelhantes aos encontrados no autismo.

Estudos de gémeos:- Em 1977, uma investigação sistemática baseada num total de 13 estudos de gémeos sobre o autismo e foi concluída na qual havia pelo menos uma criança com autismo entre os pares de gémeos, que estava a dar pistas contra a causa que é o autismo é afectada por uma má educação parental. Verificou-se que não havia nenhum dos pares de gémeos dizigóticos, mas quatro pares de gémeos monozigóticos tinham autismo entre onze dos pares de gémeos monozigóticos e dez eram pares de gémeos dizigóticos, enquanto um par e nove pares de gémeos dizigóticos e monozigóticos sofriam de uma deficiência cognitiva de forma respeitosa. Os investigadores chegaram à conclusão de que existe uma componente hereditária importante para o autismo e outros problemas de desenvolvimento neurológico. No entanto, salientaram que as variáveis ambientais devem desempenhar um papel na etiologia do autismo. Entre os 17 pares gémeos discordantes para o autismo, apenas uma criança acreditava no autismo causado por doença hemolítica grave, convulsão do recém-nascido e atraso na respiração (cinco minutos) que estavam ligados a lesões cerebrais directas. Seis dos casais tiveram um ou mais destes insultos dirigidos a um dos gémeos - sempre o autista. Nenhum dos gémeos autistas, mas houve uma de manifestações alargadas sobre diferentes causas de autismo que eram discrepâncias de peso à nascença e a patologia do pequeno cordão umbilical pertence a grupos de "perigos biológicos" entre seis dos pares discordantes que se mantiveram. "Algum tipo de anormalidade biológica, muitas vezes no período pré-natal, predispõe grandemente ao desenvolvimento do autismo", encontraram os cientistas. Todos descobrem influências genéticas e ambientais sobre o autismo, embora as quantidades dos dois componentes e as interpretações variem muito. Por exemplo, um estudo descobriu que as variáveis ambientais partilhadas representam 55% da variação da responsabilidade (e 58% sob uma definição mais ampla), enquanto que a hereditariedade genética contribui para 37%. Um estudo mostra que o efeito aditivo dos genes contribui mais do que a variável ambiental para causar autismo esta crença é também apoiada por uma metanálise com algum impacto do ambiente. De acordo com a história dos estudos com gémeos autistas, 45% dos gémeos monozigóticos tinham uma elevada taxa de concordância do que os gémeos dizigóticos 16%, se o autismo tivesse uma origem totalmente genética; há uma reflexão, em parte, no facto de os gémeos monozigóticos não partilharem prenatalmente um ambiente idêntico. As contribuições proporcionais de ambas as etiologias, genética e ambiental, dão a causa às descobertas do autismo. Enquanto outros estudos mostram a interacção destes dois factores para produzir autismo (dito ser gene por efeito ambiental), ou seja, as pessoas com uma composição genética específica poderiam levar ao autismo através de algumas exposições ambientais. Devido a alterações em alguns genes, o autismo aparece transmitido em famílias que aumentam as hipóteses de desenvolvimento do autismo. Estas alterações podem encontrar-se nos genomas parentais que herdaram para os seus filhos durante a formação do embrião (mesmo os pais não têm autismo). Estas alterações não causam ao autismo o seu próprio autismo, mas aumentam o risco de autismo.

Infecção em mulheres grávidas:-As exposições de agentes patogénicos são consideradas como um dos factores de causas ambientais. Por exemplo, a infecção de uma mulher grávida com rubéola (sarampo alemão). As pandemias aconteciam a cada 10 a 30 anos antes da invenção e da ampla distribuição de vacinas eficazes. Estima-se que 10% das mulheres grávidas foram infectadas e a criança entre as quais 13000 fatalidades em recém-nascidos, 20000 foram anomalias congénitas graves e 10-30 mil recém-nascidos com deficiências de desenvolvimento neurológico. Entre os 9 jovens diagnosticados, oito deles apresentavam uma condição autista parcial sem qualquer deficiência intelectual. Cerca de dois a três por cada 10000 comunidades gerais, foi observada a taxa de prevalência de infecção com rubéola e cessou com a vacinação contra o sarampo, a papeira e a rubéola. Observou-se que a infecção viral e bacteriana para além do sarampo tem menos contribuição para o autismo do que a rubéola. Nos estados unidos durante a gravidez, 64% das mulheres grávidas apresentavam uma infecção. Na grande maioria dos casos, isto não resulta em autismo ou qualquer outro problema neurológico. As influências ambientais pré-natais devem ser estudadas em grandes grupos de pessoas com bons registos de saúde. Isto é possível nas nações escandinavas com sistemas de saúde nacionalizados, bem como em importantes prestadores de cuidados de saúde nos Estados Unidos. Por outro lado, há alguns estudos que deram pistas para o diagnóstico durante 1st trimestre com infecção viral e hospitalização devido a infecção durante 2nd trimestre. Aqui foi notada uma coisa interessante: a probabilidade de ter um filho autista aumentaria (duplicou) quando a mãe tivesse infecção viral e a febre persistisse mais de 7 dias. O uso de antibiótico também aumenta o risco para a criança autistas. Há algumas evidências sobre o sistema imunitário materno, que prejudicam o desenvolvimento do cérebro fetal através da estimulação do sistema imunitário materno pelo vírus da gripe quando houve exposição à gripe pré-natal pode aumentar o risco de autismo. Embora nenhum outro estudo tenha demonstrado a ligação entre a gripe e o autismo, existem provas de autismo com febre. Assim, foram apresentadas duas escolas de pensamento. No entanto, o terceiro trimestre está mais em risco e o risco de ASD aumenta duas vezes com 2nd e 3rd trimestral. Mas recentemente nenhum estudo deu provas de uma infecção para desenvolver autismo.

Anticorpos da Mãe:- Doenças auto-imunes causadas por anticorpos que circulam no sangue afectam actualmente até 9% da população global, e na década de 1930 a ideia de que a auto-imunidade está ligada a problemas neurológicos e mentais foi notada. Uma doença auto-imune caracterizada por anticorpos funcionou contra o receptor NMDA, que induz a encefalopatia, que pode, interpretada para a esquizofrenia nas suas fases iniciais. As probabilidades de doenças relacionadas com os anticorpos do SNC são: encefalite de Rasmussen, síndrome da pessoa rígida, neuromielite óptica, distúrbios do movimento pósstreptococócico (a coréia de Sydenham e PANDAS), e lúpus eritematoso sistémico. Em 2008 foram relatadas as evidências sobre o autismo causado pelos anticorpos circulantes e notou-se que contra as proteínas cerebrais fetais 12% das mães de crianças com CIA têm anticorpos únicos. 22% dos casos de autismo foram devidos a Anticorpos Maternais (MAR), indicando que este pode ser um tipo preventivo de ASD. Este campo de estudo é interessante, uma vez que aponta para possíveis alvos de tratamento.

Drogas: Alguns investigadores acreditam que o uso de certos medicamentos durante a gravidez pode ser um dos culpados pela crescente ocorrência de distúrbios do espectro do autismo. Uma talidomida que é um poderoso sedativo utilizado para aliviar as náuseas em mulheres grávidas foi utilizada entre 100 pacientes suecas adultas durante a gravidez, quatro delas exibiram os sintomas do autismo e deram uma forte pista para o desenvolvimento do autismo quando os medicamentos estavam a ser tomados durante a gravidez. Os inibidores da recaptação de ácido valpróico e serotonina tornaram-se recentemente objecto de controvérsia. O ácido valpróico tem sido recomendado para a epilepsia e gestão de convulsões desde o início dos anos 60, mas também é utilizado para enxaquecas e distúrbios bipolares. Cerca de 7,5% das mulheres tratadas tinham problemas de neurodesenvolvimento, predominantemente algum tipo de autismo, quando comparados com 201 filhos de mulheres epilépticas e 1,9% de filhos de mulheres não-epilépticas. Durante a gravidez para terapia de depressão, o uso de inibidores de recaptação de serotonina (SSRIs) tornou-se recentemente uma fonte de preocupação. A serotonina é um neurotransmissor encontrado no cérebro que regula processos como o sono, o humor e a fome, e cuja perturbação durante a vida fetal pode ter efeitos substanciais para o desenvolvimento do cérebro. Nos anos

80, os SSRIs, começaram a ser utilizados para o trabalho atrasando a absorção da serotonina da fenda sináptica para o terminal pré-sináptico, aumentando a sua acção nos receptores pós-sinápticos. De acordo com várias pesquisas e os seus diferentes tipos de estudos o SSRI, o uso durante a gravidez 34 demonstrou estar substancialmente relacionado com uma elevada incidência de ASD em crianças. O impacto foi mais visível durante o 1º e 2nd trimestres de gravidez, quando os medicamentos foram utilizados. As exposições pré-concepcionais aos ISRS, bem como a utilização de antidepressivos não-SSRI, estavam ambas ligadas a um risco elevado de CIA. As taxas de ASD são elevadas entre os grupos expostos a SSRI-Expostos, de acordo com um grande estudo de coorte. Agora parece difícil separar os efeitos negativos dos SSRIs do facto de que o medicamento é necessário devido a uma doença materna. A depressão materna não tratada demonstrou ter um impacto negativo na gravidez, de acordo com vários autores. Um relatório final mostra que durante a gravidez o uso de alguns medicamentos aumenta a probabilidade de DAS, implicando a necessidade de testes mais completos da segurança dos medicamentos durante o desenvolvimento fetal antes de uma ampla utilização médica.

Toxicantes Ambientais: Para além de infecções virais e bacterianas e medicamentos prescritos medicamente, os investigadores começaram a investigar os tóxicos ambientais. Estes incluem tudo, desde a poluição do ar causada pelos automóveis ao fumo de cigarros até aos metais e pesticidas tóxicos. Tem sido registado que, pequenos aumentos no autismo arriscam que uma família viva perto de uma auto-estrada ou de uma região agrícola durante a gravidez, por exemplo. A epidemiologia ambiental sobre o autismo está ainda nas suas fases iniciais, e estão actualmente a ser desenvolvidas estratégias para estabelecer um "expositor" pré-natal completo (ou seja, todos os elementos ambientais que afectam um feto durante a gravidez). Dada a baixa possibilidade de que todos os casos de autismo sejam causados por factores hereditários, determinando razões ambientais, algumas das quais podem ser prevenidas ou minimizadas, podem ter um impacto translacional significativamente maior do que a investigação genética, que é muito mais bem financiada. As estratégias de investigação das interacções genes-ambiente devem ser melhoradas o mais rapidamente possível.

Factores pós-natais: Embora o autismo seja uma doença neurológica com função cerebral anormal, provavelmente devido a lesão cerebral após o nascimento, mas muito poucas evidências apoiam este estudo. Viu-se que a vacina como a papeira e a rubéola (MMR) quando a criança a toma quando tem aproximadamente um ano de idade pode virar-se para o autismo, esta evidência é apoiada por outro estudo em que a criança perde a função social e linguística e se desenvolve na síndrome do autismo. No entanto, descobrimos que as alterações cerebrais ocorrem quatro a seis meses antes das anomalias de comportamento em jovens com esta forma regressiva de autismo. De acordo com a Academia Nacional de Ciências em 2011, o estudo não apoiou a hipótese acima referida de que existe uma associação entre a incidência de ASD e a vacinação MMR. Nas instituições orfãs romenas, o início da ASD em crianças pós-natais é um isolamento social grave. Um progresso significativo e menos sintomas autistas graves até aos seis anos de idade, apesar de ter sido completamente capaz de um diagnóstico de autismo aos quatro anos de idade, pode ser devido ao horrível abuso de jovens devido a subpeso, incapacidade intelectual e vários problemas médicos. Será este um verdadeiro caso de autismo? O outro estudo concluiu, juntamente com algumas melhorias de interesse social nos sintomas do autismo infantil quando comparado com o autismo típico, uma melhoria considerável foi observada entre os 4 e os 6 anos de idade. Observou-se que a deficiência cognitiva, uma experiência de privação perceptiva e sensorial e nenhuma hipótese de construir uma ligação de apego estavam todas ligadas ao padrão quase autista. Este período trágico revela tanto a capacidade dos métodos de criação profundamente atípicos de ter impacto nas áreas cerebrais afectadas pelas causas habituais do autismo, como a resiliência do cérebro em compensar e recuperar enquanto indivíduo é colocado num estado normal, mas não suportava a ligação entre o autismo e após o parto. Um quadro complicado da etiologia do ASD mostra um envolvimento hereditário significativo como o CHD8 um gene em pequeno não: de casos mostram as causas invariáveis do autismo. Há uma maioria de mutações que podem aumentar ligeiramente o risco de autismo. Também há uma forte associação entre as variáveis ambientais e o autismo a acontecer. A infecção por rubéola, viver perto de uma via elevada e a exposição fetal ao ácido valórico demonstram um risco mínimo. Portanto, nenhum componente inteiro envolve na causa do autismo, mas a combinação de ambos tem e tem mais probabilidade de ter um impacto na vida pré-natal.

Síndrome do Vazamento Intestinal - As doenças intestinais podem permitir que antigénios dos alimentos entrem na corrente sanguínea, causando danos cerebrais.

Infecção viral - as substâncias **virais** no sistema imunitário causam um desencadeamento de doenças mediadas por imunidade, como a Esclerose Múltipla

Stress oxidativo - Após o nascimento, a perturbação das células de purkinje cerebelar pode ocorrer devido ao stress oxidativo e outra substância chamada Arsénico.
Por exemplo, glutatião.

Amygdala Neurons - a anormalidade no papel social e cognitivo da amígdala, o desenvolvimento do autismo tem visto.

Chumbo - o envenenamento por chumbo conduz ao autismo. Como o chumbo está normalmente presente em grandes quantidades no cérebro.

Mercúrio - com base em algumas semelhanças de sintomas, esta ideia propõe que o autismo está ligado ao envenenamento por mercúrio.

DESENVOLVIMENTO DO CÉREBRO

Durante muito tempo, os cientistas procuraram uma única diferença cerebral aparente que pudesse causar comportamentos de autismo. Alguns estudos identificam a afirmação acima referida de que a criança diagnosticada com autismo tinha uma mesma característica cerebral; isto pode ser um sinal de que o autismo tem uma variedade de origens, mas pode ser apenas um reflexo da dificuldade em compreender o cérebro, através do raio-x do campo magnético e de substâncias radioactivas, o autismo afecta apenas uma parte do cérebro. É difícil encontrar o envolvimento de um lado da área cerebral através de um comportamento complicado que engloba uma deficiência cognitiva, verbal e sensorial e através de diferentes pesquisas, foi também demonstrado qual o mecanismo cerebral que causa o comportamento autista antes do nascimento. Medidas de ultra-sons pré-natais revelaram indicações de variações nos padrões de desenvolvimento cerebral em fetos, em última análise diagnosticados com autismo em várias investigações. Os neonatais autistas nascem com cabeça macrocefálica. 5/11 jovem teve monocefalia. O exame post-mortem das pessoas autistas também é estudado. Durante a vida infantil ou pré-natal, quando as evidências estudadas a nível microscópico, foram demonstradas as anomalias cerebrais no autismo que se apresentam sob a forma de forma formal e desorganização das células cerebrais. O sobrecrescimento cerebral durante as fases iniciais mostra um factor de autismo posterior para se tornar diagnóstico. O termo conectividade refere-se ao grau em que duas regiões cerebrais comunicam com outra. As ligações de curta e grande amplitude são estudadas no autismo. O curto intervalo de ligação mostra uma ligação entre regiões cerebrais adjacentes e uma ligação de grande alcance mostra uma ligação entre áreas cerebrais distantes. Alguns povos são agonistas com a afirmação acima. Estas diferenças de ligação cerebral deram uma pista porque é que as pessoas autistas mostram uma grande competência com algum tipo de tarefas complexas, que faz com que o cérebro integre a informação de múltiplas partes do cérebro. Estas tarefas são as capacidades cognitivas e sociais. As pessoas autistas não sofreram qualquer dificuldade em realizar a actividade que utilizam menos integração, por exemplo, processador de informação sensorial. Devido ao desenvolvimento do sistema com o desenvolvimento do cérebro, os sintomas do autismo podem ser mostrados. Embora a causa exacta seja desconhecida, mas através da fisiopatologia e envolvimento neuropsicológico pode ser demonstrado e foi provado a partir de estudos de investigação que o comportamento autista da criança envolve múltiplas fisiopatologias. A fisiopatologia múltipla inclui as disregulações imuno-lógicas, inflamação gastrointestinal, alterações da flora intestinal, metabolismos alimentares, mau funcionamento da ENA e deficiências sinápticas. A anormalidade do sistema nervoso entérico é uma das descobertas mostradas nos povos autistas. A mutação invulgar das vias sinápticas é também uma das causas importantes do autismo. A esta patologia dá-se o nome de adesão celular. Durante a primeira 8th semana de gestação os teratógenos são a maior parte da causa do autismo, o que constitui uma evidência de que o autismo se desenvolve extremamente cedo.

Quais são as melhorias?

O autismo tem um mau prognóstico porque não há tratamento; no entanto, as recuperações espontâneas ocorrem em certos casos. O autismo é um distúrbio difícil de diagnosticar, uma vez que existem tantas razões desconhecidas. O autismo não pode ser curado, métodos correctos, como exemplo o tratamento, devem ser utilizados para ajudar estes indivíduos a lidar com os seus problemas. Os sintomas do autismo variam de moderados a severos. O grau da sua deficiência e o nível de terapia que recebem determinará o seu prognóstico. As pessoas com autismo têm frequentemente algum tipo de deficiência sensorial ao longo das suas vidas. Devido à sua incapacidade de socializar, as pessoas com autismo são por vezes mal rotuladas como "solitárias". Aproximadamente 33% das crianças com autismo adquirem convulsões em algum momento das suas vidas. As crianças com deficiências cognitivas e motoras significativas são as que correm maior risco. As pessoas com autismo são capazes de levar vidas muito ocupadas. São capazes de se envolverem numa vasta gama de actividades físicas. O grau da deficiência determinará isto. Estas pessoas são mais susceptíveis de beneficiar de um estilo de vida activo em termos de gestão de peso, maior capacidade atlética, aptidão aeróbica, capacidade funcional, personalidade, e auto-confiança se viverem um estilo de vida activo. A rapidez com que as pessoas com ASD recebem terapia determina o seu prognóstico. Pode estar preocupado com o prognóstico do seu ente querido se lhe tiver sido diagnosticado um tipo de autismo. Será que vão melhorar? Será que os comportamentos desagradáveis se tornarão menos frequentes ou mais frequentes? O que pode fazer para os ajudar no seu desenvolvimento e crescimento a longo prazo? Não há respostas uniformes a estas perguntas, uma vez que cada pessoa com autismo é única. Helt et al. (2008) descobriram que entre 3 a 25% das pessoas com DEA perdem o seu diagnóstico, apesar de poucos dos estudos que relataram estes resultados abordarem expressamente se as suas capacidades sociais e comunicativas eram totalmente normais. De acordo com Helt et al., os primeiros determinantes de resultados melhorados incluem; QI mais elevado, Linguagem Receptiva, Imitação, & Capacidades Motoras, Diagnóstico e Medicação Antecipados, e diagnóstico PDD-NOS em vez de diagnóstico de Desordens Autisticas. É possível a recuperação de crianças com autismo? Em caso afirmativo, como é que o faria? No entanto, a cura a partir do autismo não implica que o indivíduo seria capaz de viver em total saúde mental e adaptação social. Na realidade, muitas comorbidades neuropsiquiátricas, tais como melancolia, fobias, e tiques, persistem após a recuperação. O TDAH também tem sido documentado como uma condição psiquiátrica persistente naqueles que tiveram um bom resultado. Além disso, aqueles sem uma doença psiquiátrica definida relataram menos problemas com comportamento social, comunicação lógica, atenção, e auto-consciência após a recuperação. Há estudos bem estabelecidos que mostram um diagnóstico precoce com uma intervenção precoce. Apesar das preocupações precoces dos pais, Oswald et al mostraram que as crianças com ASD foram identificadas mais tarde do que as crianças que sofreram atrasos de desenvolvimento num estudo de crianças com ASD. Um diagnóstico precoce é obrigatório para resultados a longo prazo, pelo que um diagnóstico tardio adiará a intervenção precoce, o que levará a um elevado stress parental. Um estudo conduzido em que existe um bom prognóstico em relação à cognição, fala e comportamento, uma vez que o tratamento começou na criança com ASD antes dos quatro anos de idade (cerca de 12-48 meses). Há também uma melhoria anterior como a ADL, uma vez que a intervenção começou mais cedo, pelo que para uma trajectória a longo prazo e uma boa qualidade de vida nas crianças ASD é crucial uma identificação e intervenção precoces.

Coloca-se agora a questão de saber porque é que os pais não conseguem procurar um diagnóstico precoce. Quais são as barreiras?

Obstáculos ao diagnóstico precoce

Apesar do facto de alguns pais suspeitarem que o seu filho tem autismo no 1 ano, muitos médicos dizem-lhes para "não se preocuparem" com sintomas como o desenvolvimento lento da linguagem, que podem ser mal compreendidos como timidez. Os médicos, por outro lado, são competentes em detectar as melhores indicações de autismo (por exemplo, défices na linguagem, falta de laços sociais e falta de vontade de olhar para as coisas) e sabem que um diagnóstico apropriado pode ser capaz de o fazer se se ultrapassar os 2,33 anos. De facto, o ASD pode ser confirmado nos 2 anos, através da Modified Checklist for Autism in Toddlers (MCHAT), e posteriormente verificado pelos métodos de diagnóstico padrão, tais como a Entrevista de Diagnóstico do Autismo - Revisto e o Programa de Observação do Diagnóstico do Autismo - 2.17. Apesar da disponibilidade de instrumentos de diagnóstico precoce precisos, a maioria das crianças obteve o seu diagnóstico aos 4 e 5 anos de idade. Como resultado, há uma necessidade premente de encurtar o período entre quando uma criança pode ser diagnosticada com Autismo e quando o é, de facto o é. Fechar esta lacuna é essencial para resultados a longo prazo de padrões cognitivos, linguísticos, adaptativos, quotidianos, e comportamentais. De acordo com Volkmar et al., os resultados para pessoas com ASD são directamente proporcionais ao diagnóstico anterior e às terapias mais bem sucedidas, baseadas em provas. Uma percentagem crescente delas vive agora vidas que são pelo menos um pouco auto-suficientes. Muitos estudos têm sido realizados a fim de criar um prognóstico de autismo e observar as melhorias após os tratamentos. Nos últimos anos, a investigação tem-se centrado nos factores que prevêem um resultado positivo em crianças ASD anteriores, que tiveram uma redução considerável nos sintomas "principais" e se mostram após uma mudança progressiva em termos sociais, acomodatícios, empáticos, e bem sucedidos, seguindo um caminho terapêutico. E descobriu-se que o grupo de crianças ASD-OO tinha um QI mais elevado do que no grupo ASD-ASD, bem como uma menor gravidade dos sintomas autistas, uma melhor compreensão dos objectivos, uma melhor interacção e um aumento das reacções emocionais. Os resultados mostram que, se estas competências estivessem presentes no momento da avaliação diagnóstica inicial, seríamos capazes de prever a probabilidade de alcançar um resultado ideal após dois anos de terapia. A palavra "resultado ideal" foi utilizada acima para destacar como para uma criança com um diagnóstico ASD, e o espectro infantil recuperado, o chamado "resultado ideal", é invulgar mas não impossível. Este estudo de investigação, por outro lado, enfatiza a relevância de avaliar a capacidade intelectual, a emoção positiva, o desempenho e o conhecimento do Objectivo dos outros como parâmetros prognósticos potenciais que os clínicos e pediatras considerariam úteis durante a avaliação. Somos agora capazes de concentrar a ênfase em factores emocionais-relacionais tanto na fase de diagnóstico como na de prognóstico, que podem ajudar o médico, definir uma estrutura de diagnóstico mais abrangente e desenvolver um curso de terapia mais pessoal. De acordo com Fein et al., a primeira definição de "melhor resultado" ou "recuperação do autismo" vem do final da década de 1980, quando Lovaas descobriu que quarenta e sete por cento das crianças diagnosticadas com DEA tinham a sorte de frequentar regularmente o ensino básico e atingir um nível cognitivo normal após receberem uma intervenção comportamental intensiva. De acordo com Otsuka et al., o preditor de boas capacidades sociais e adaptativas no bom funcionamento do adulto autista é a combinação de competências verbais e emocionais como e que é um importante "mediador" da relação entre resultados favoráveis e capacidades de fala. Como resultado, pode ser benéfico obter melhor informação clínica não só das características cognitivas como determinantes de resultados positivos, mas também dos componentes comportamentais e interpessoais das crianças no momento do primeiro exame. Como consequência, os resultados do estudo podem ajudar progressivamente no planeamento de uma terapia focalizada e individualizada, bem como na identificação de técnicas terapêuticas que possam ser bastante úteis e bem sucedidas para as crianças, que têm características particulares no início do tratamento. A presença de traços emocionais-relacionais que antecipam a OO, tais como jogos funcionais ou metafóricos em crianças, que está ligada ao funcionamento executivo e é um factor cognitivo associado a um maior desenvolvimento cognitivo e linguístico. Em termos de variáveis sócio-afectivas, e particularmente a capacidade de contágio emocional é maior no grupo (ASD-OO) desde o momento em que são diagnosticados pode ser devido à melhoria das competências ao longo do tempo até atingirem níveis regulares, pelo que é importante que os clínicos prestem atenção às relações interpessoais, linguísticas e sociológicas para as Fases de avaliação dos pacientes, uma vez que estes factores podem ajudar os clínicos a definir uma estratégia de diagnóstico mais rigorosa e uma abordagem de tratamento mais personalizada. Descobrimos que a presença de Contagio das emoções, a consciência dos objectivos e o jogo metafórico na avaliação inicial podem ser todos marcadores prognósticos para um Resultado Óptimo. Por exemplo, a administração de (UOI e Play), durante apenas 5 a 10 minutos são melhores para breves sessões de observação em crianças. Durante o controlo diário de rotina no primeiro ano de vida infantil autista, os médicos notificarão o perfil neuro-comportamental que está a sugar/engolhar reflexos, relógio biológico, padrão de olhar, etc. Os médicos que trabalham em 1st ano de criança autistas são pediatras, neuropsiquiatras, e psicólogos. Após 18 meses, foi observado um olhar fixo, movimentos repetitivos e ausência de gesto deicótico e concentração cooperativa. Como resultado, instrumentos muito básicos e progressivamente melhorados que complementam a imagem de observação do clínico constituem uma possibilidade de prognóstico significativa. Enquanto aos 16 a 30 meses de idade, o outro instrumento, conhecido como PARENT-REPORT, denominado M-CHAT-R como Modified Checklist for Autism in Toddlers, Revised foi utilizado por Pediatras. Sem prejuízo do carácter necessário de avaliações particulares para o diagnóstico clínico (por exemplo, através das escalas ADOS-2, ADL, e avaliação cognitiva), para as quais uma 2ª avaliação é normalmente dada ao método multimodal, Acreditamos que a incorporação de actividades e recomendações que realcem o contexto das capacidades sociais, nomeadamente a capacidade da criança de perceber o que os outros estão a fazer, pode ser benéfica. Num curto espaço de tempo, um especialista em pediatria com formação completa pode aprender a implementar um rastreio crucial e certificado. A despistagem precoce e a intervenção são fundamentais para a viabilidade a longo prazo do sistema e para a optimização do tratamento. A partilha do caminho de diagnóstico permite aos especialistas comparar não só "preocupações" sobre uma criança em crescimento, mas também a disponibilidade de serviços para a criança e soluções a apresentar aos tutores, durante os primeiros anos de crescimento de uma criança, algo que representa uma notável "janela de oportunidade" para o progresso "plástico" do bebé. Identificação precoce dos índices necessários à implementação de ensaios curativos e de vários preditores para ajudar os pediatras a fazer diagnósticos confirmados e a participar em serviços especiais, a fim de facilitar a avaliação e garantir a sustentabilidade do sistema de saúde. Apenas uma pequena percentagem de pessoas com ASD com funcionamento intelectual aceitável vive sozinha. DK Anderson, JW Liang, e C. Lord Predicting the future of young adults with autism spectrum disorders who are more and less intellectually capable. Ao rever sistematicamente o estudo, cerca de 50% dos adultos diagnosticados com ASD na adolescência e na idade adulta têm resultados desfavoráveis a longo prazo i-e um comportamento adaptativo que inclui tanto o funcionamento social como o individual. Desafios para as pessoas com ASD, embora haja melhorias nas pessoas com ASD, continuam a existir problemas que estas enfrentam.

Foi encontrada a elevada probabilidade de esquizofrenia e doença bipolar com recidiva do bulling (tanto a vitimização como a perpetração) juntamente com a comorbidade psiquiátrica, ou seja, TDAH (doença hiperactiva com défice activo) em pessoas com ASP. A TDAH tem uma influência deletéria a longo prazo no funcionamento executivo, nas relações entre pares, e no humor em crianças e adultos. O bulling causa o defeito das capacidades sociais e comunicativas dos pacientes com TDAH. Estima-se que a prevalência do distúrbio de uso de substâncias esteja entre 16 e 30 por cento; contudo, é provável que a prevalência real seja maior. As preocupações com a sexualidade são comuns como resultado da deficiência social: claramente, estes dois últimos cenários podem levar a grandes complicações legais, particularmente para pessoas que nunca foram diagnosticadas com autismo.

As opiniões das partes interessadas

Para o prognóstico, é necessária a opinião dos seus pais e de outros, bem como os factores que causam um efeito positivo ou negativo sobre os resultados. Anderson et al. analisaram as pesquisas qualitativas do ponto de vista das pessoas diagnosticadas, pais, Fabricante de serviços e outros colaboradores para ver se as variáveis influenciaram os resultados da transição de forma adversa ou favorável. Este estudo, na nossa opinião, é crítico uma vez que as perspectivas das pessoas directamente afectadas são frequentemente negligenciadas. Há três desafios, mostra a criança ASD, um desequilíbrio entre as necessidades e a oportunidade oferecida no ambiente. Exemplo a subvalorização das competências dos povos ASD no seu local de trabalho, para tornar o seu filho independente, os pais realizam a tarefa de vida diária. Três facilitadores foram também destacados pelos autores: 1) Apoios individualizados e adaptações ambientais, tais como a presença de indivíduos de apoio e estilos de gestão que utilizam técnicas eficazes de feedback e compaixão, bem como o espaço de trabalho ajustado à luz de pessoas com anomalias sensoriais da ASD. 2) A transformação sequencial para um espectro de instalações (por exemplo, programas profissionais), utilizando uma variedade de métodos para melhorar gradualmente a independência das pessoas com ASD em relação aos seus pais; & 3) a história, os requisitos e o poder dos adultos com ASD devem ser devidamente documentados ao apoiante dos cuidados de saúde e também para diminuir a ansiedade sobre a transição é necessário melhorar os critérios de aprendizagem como assistir a uma Palestra. É necessário manter-se concentrado no meio social e físico, em comparação com a adaptação comportamental, alterando as características de um indivíduo. Existe uma correlação fortemente positiva entre QI da criança, capacidades linguísticas/interactivas precoces e capacidades sociais de funcionamento adaptativo e de comunicação para um preditor consistente, daí o nome de preditores precoces de resultados posteriores. Há mais casos de autismo clássico do que de ASD. A síndrome de Asperger (AS), o autismo de alto funcionamento (AFA), e o autismo atípico (AtP) são todos subtipos de ASD, que demonstraram um mau resultado. Assim, houve 3 níveis que tomaram parte como preditores (a)-necessário a baixa quantidade de apoio, (b) grande quantidade de apoio, e (c)-muito grande quantidade de apoio, respectivamente). Agora deve levantar-se a questão de que estes níveis poderão também utilizar preditores de longo prazo. Ainda não há resposta a este tópico, e deve ser feita mais investigação nesta área. Embora o Tratamento e Educação de Crianças com Deficiência Autista e de Comunicação Relacionada (TEACCH) e a Análise de Comportamento Aplicado (ABA) tenham efeito terapêutico a curto prazo e a intervenção a longo prazo ainda não tenha sido estudada. No mundo de hoje, a falta de conhecimento é uma grande preocupação. Com a idade de 3 anos, a criança ASD mostra uma melhoria avançada nas capacidades não-verbais, quando aí começa o curso de línguas. Há um melhor resultado na criança ASD que era cognitivamente mais capaz. Como a maioria dos estudos envolve muito poucas mulheres, a influência do parâmetro "género" nos resultados adultos é misteriosa, excepto num estudo, que mostra que as mulheres tiveram resultados inferiores aos dos homens. Certifique-se de que os profissionais não subestimam o papel das influências familiares e ambientais. Um maior elogio maternal mostra uma melhor reciprocidade social e comunicação não-verbal, e menos comportamentos mal-adaptativos da criança ASD. Além disso, níveis mais elevados de participação em actividades intelectuais e sociais na escola foram ligados a melhores resultados em termos de sintomas autistas, comportamentos mal-adaptativos, e capacidades de vida diária na idade adulta. Fritzpatrick et al. investigaram o impacto do stress nas pessoas com ASD nos Estados Unidos, os eventos de vida mais stressantes foram observados nas crianças com ASD, o que está fortemente relacionado com disfuncionamentos sociais. Embora a reabilitação a partir do ASD seja de facto uma distância justa pela frente, a intervenção psico-educativa precoce pode aumentar significativamente o nível de independência adquirida pelo indivíduo e, consequentemente, ter impacto no resultado. Este é um factor crítico que não deve ser negligenciado, especialmente dado o recrudescimento dramático do ASD nas últimas gerações. Devido aos seus baixos recursos financeiros, o governo deveria ter de compreender o resultado a longo prazo, para que haja um tratamento mais precoce para o ASD. No entanto, a verdadeira integração social requer trabalho, o que ainda hoje é uma questão importante. Uma preparação adequada e atempada para a carreira profissional destas pessoas é fundamental para o seu sucesso futuro, e isto deve ser conseguido através da selecção, tanto quanto possível, de actividades que lhes sejam apropriadas. Finalmente, a fim de dar às pessoas com autismo um futuro digno, devemos lembrar-nos de ouvir as suas perspectivas sempre que possível, a fim de abordar as suas necessidades específicas. Alguns tratamentos foram examinados durante até dois anos para ver se melhoravam os seus resultados. O funcionamento do indivíduo está correlacionado com a independência da vida. Os indivíduos com baixo funcionamento respondem às suas vidas dependentes de outros e, ao longo da sua vida, necessitam de mais cuidados a partir de casa. Embora funcionais, as pessoas são capazes de viver livremente, trabalhar de forma competente e até de constituir uma família. Durante as últimas duas décadas, à medida que terapias adicionais foram desenvolvidas e avaliadas, as perspectivas para as pessoas com autismo melhoraram.

Os tratamentos influenciam o prognóstico

À medida que as idades se cruzam, os académicos, os médicos e os clínicos registam a eficácia da terapia tomada pelos povos autistas. Cada indivíduo responde a terapias específicas, demonstrando um benefício para aqueles com autismo. Muitos profissionais experientes, podem ajudá-lo a determinar que terapias são mais bem sucedidas para o seu ente querido. Antes de iniciar qualquer terapia com autismo, os pais devem procurar a opinião de um perito em saúde qualificado. Foram encontradas várias condições co-ocorrentes, a que os médicos se referem como comorbidades.

A intervenção precoce produz melhores resultados

Descobriu-se que a idade em que uma criança é tratada tem um impacto nos resultados a longo prazo. Quanto mais cedo for diagnosticado um jovem, melhor será a sua saúde. Surge o número de crianças ASD que frequentam a escola numa sala de aula tradicional. No entanto, a maioria das pessoas com autismo ainda luta para comunicar e socializar em certa medida. Muitas pessoas com autismo dedicam-se a actividades desafiantes e frequentemente desconfiadas, como V. Mark Durand, Ph.D. A psicologia positiva pode ser aprendida por famílias e instrutores de pessoas com autismo para as ajudar a viver uma vida mais feliz e menos stressante. O autismo é uma doença para toda a vida que pode ser suportada através de uma série de tratamentos. Sintomas e comorbilidades (doenças que afectam a mesma pessoa) podem ser tratados. Os melhores benefícios advêm de uma intervenção precoce. Para melhores resultados da criança autista, o conhecimento sobre o autismo, os seus sintomas e as suas co-morbilidades deve ser avançado.

Comorbidades com autismo

Por detrás do prognóstico há comorbidades que ocorrem em pessoas autistas. As comorbilidades são condições que ocorrem quando uma pessoa tem mais de duas ou mais doenças. As pessoas que sofrem de autismo são propensas a uma variedade de comorbilidades. Depressão, stress, convulsões, gastroenterologia e doenças da função imunitária, problemas de fisiologia e apneia do sono estão entre eles.As comorbilidades podem ser difíceis de detectar uma vez que os seus sintomas são por vezes duplicados ou escondidos por sintomas autistas. No entanto, detectar e tratar estas doenças pode ajudar as pessoas com autismo a evitar dificuldades e melhorar a sua qualidade de vida. De acordo com Volkmar et al., as pessoas com ASD enfrentam uma série de obstáculos quando passam à idade adulta, incluindo maiores probabilidades de epilepsia, obesidade, acidentes catastróficos e fatais e mortalidade devido a capacidades cognitivas deficientes e outros problemas neurológicos como ansiedade e depressão até agora, razão pela qual o uso da terapia farmacológica é comum. Uma pessoa com ASD tem um prognóstico que é tão diverso quanto o seu diagnóstico. Aqueles do lado superior do espectro, conhecidos como Aspergers, podem ter um QI que varia entre a média e o elevado, tipicamente juntam-se ao ensino geral, prosseguem a carreira, e melhoram as capacidades de comunicação social com o tratamento terapêutico. Os indivíduos no topo da escala, muitos dos quais teriam sido previamente diagnosticados com Aspergers, não são incomuns em abraçar e capitalizar o seu neurodesenvolvimento anormal. Deveria haver uma adesão estrita à aderência à rotina, permanecer focalizada no objecto, a fim de melhorar as capacidades cognitivas que podem lidar com a interacção social, criatividade e adaptabilidade. O diagnóstico severo mostra um prognóstico significativamente mau. Por exemplo, nunca aprenderão a falar e continuarão a viver num mundo onde estão isolados dos seus pares e da sua família. Devido aos desafios de comunicação com as pessoas com ASD, a família e os prestadores de cuidados podem ter dificuldade em ligar-se e são tipicamente instados como ferramenta de reabilitação para encontrar satisfação comum em actividades que criam laços. As famílias e as pessoas com ASD podem procurar ajuda da comunidade, para além da terapia padrão. Isto pode envolver assistência de fóruns ou websites na Internet. Um desses sites populares é o Autism Speaks, que permite aos indivíduos saberem como através das últimas pesquisas, e receber conforto espiritual. O apoio a pessoas do espectro está a tornar-se mais amplamente disponível a todos os cidadãos e no emprego, quer sob a forma de actividades ou assistência financeira a crianças com ASD, tais como grupos de brincar, ginástica, ou aulas de música, ou programas de emprego como 'The Microsoft Autism Hiring Program', que ajudam os adultos qualificados com ASD a integrarem-se no local de trabalho. Outra investigação apoia o exercício e a actividade física como terapias terapêuticas significativas para crianças com ASD, incluindo a coordenação fundamental e exercícios de força. A fim de educar adequadamente os pais sobre o prognóstico do seu filho com autismo, os mentalistas de desenvolvimento devem fornecer informações sobre os níveis cognitivos (incluindo a deficiência intelectual, se presente). Existem provas mínimas de uma "cura" para o autismo, embora programas bem planeados de educação e gestão na primeira infância possam melhorar significativamente o funcionamento da vida posterior. A transição para a idade adulta pode ser difícil para muitas pessoas autistas. As pessoas autistas têm mais probabilidades do que a população média de ficarem desempregadas ou de nunca terem trabalhado. Cerca de metade dos adultos autistas na casa dos vinte e poucos anos estão desempregados. Os sintomas autistas estão ligados a uma série de perturbações metabólicas, incluindo a fenilcetonúria. Na comunidade autistas, as pequenas anomalias físicas são substancialmente mais comuns. Na sua infância, a insónia que inclui os problemas de sono difíceis de adormecer, o frequente despertar nocturno e matinal, o impacto 2/3rd da população de ASD. Os problemas do sono estão ligados a comportamentos desafiantes e stress familiar, e são frequentemente o foco dos cuidados de tratamento, para além do diagnóstico de ASD subjacente. No autismo, o prognóstico era de 1-2 por cento de recuperação ao normal, 5-15 por cento de limite, 16-25 por cento justo, e 60-75 por cento mau, de acordo com duas investigações de outros autores. A avaliação da criança no momento da ingestão foi o preditor mais forte da capacidade funcional numa situação de trabalho/escola. Os indicadores seguintes mais importantes foram o QI de desempenho e a gravidade da doença. As histórias de casos de 20 crianças, que tiveram os melhores resultados, incluindo duas que foram capazes de funcionar normalmente, foram comparadas e estudadas. Além disso, as implicações etiológicas dos resultados são discutidas em apoio de ideias relacionadas com o autismo a variáveis biológicas. Os marcadores preditivos mais importantes foram o QI no diagnóstico e desenvolvimento da fala comunicativa antes dos seis anos de idade, embora tenham sido observadas várias tendências que eram consistentes com a investigação anterior. O passo inicial de diagnóstico para crianças com perturbações do espectro do autismo deveria ser a distinção entre autismo essencial e complicado, uma vez que isto permite um melhor prognóstico e terapia.

Biblografia

1.   https://diversity.social/autism-spectrum-disorder/?amp

2.   https://www.verywellhealth.com/aba-applied-behavioral-analysis-therapy-autism-259913

3.   https://www.verywellhealth.com/treatments-for-adults-with-asperger-síndrome-259901

4.   https://www.autism-society.org/what-is/

5.   https://www.slideshare.net/merilmanuel/autism-ppt-25586447

6.   https://www.medscape.com/answers/912781-193664/what-is-the-prognosis-of-autism-spectrum-disorderasd#:~:text=The%20prognosis%20in%20patients%20with,even%20marry%20and%20have%20children

7.   https://pubmed.ncbi.nlm.nih.gov/26430170/

8.   https://www.autism.org/autism-prognosis/

9.   https://ijponline.biomedcentral.com/articles/10.1186/s13052-021-01008-5

10. https://www.ncbi.nlm.nih.gov/pmc/articles/PMC6952468/?report=clássico

11. https://www.ncbi.nlm.nih.gov/pmc/articles/PMC6952468/?report=clássico

12. https://pubmed.ncbi.nlm.nih.gov/19009353/

13. https://journals.lww.com/jrnldbp/fulltext/2014/05000/intervention_for_opti mal_outcome_in_children_and.2.aspx

14. https://scholar.google.com/scholar?start=10&hl=en&as_sdt=2005&sciodt=0 ,5&cites=3783778107716677075&scipsc=#d=gs_qabs&u=%23p%3DSsvVxMfz sMkJ

15. https://www.autism.org/food-and-sleep/

16. https://ijponline.biomedcentral.com/articles/10.1186/s13052-021-01008-5

17. https://www.ncbi.nlm.nih.gov/pmc/articles/PMC5501015/

18. https://www.researchgate.net/publication/260118589_Autism_an_overwhel ming_condition_history_etiopathogenesis_types_dia gnosis_therapy_and_prognosis

19. https://en.wikipedia.org/wiki/Autism#Causes

20. https://theconversation.com/what-causes-autism-what-we-know-dont-know-and-suspect-53977

21. https://www.special-learning.com/article/causes-of-autism/

22. https://onlinelibrary.wiley.com/doi/abs/10.1002/ajmg.a.30590

23. https://link.springer.com/article/10.1007/BF01495061?error=cookies_not_su
pported&code=89badd72-373a-4ced-a961-b5ebdbaf5bef

24. https://www.ncbi.nlm.nih.gov/pmc/articles/PMC3583438/?report=clássico

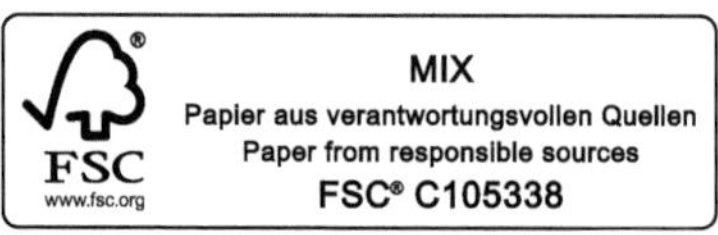

Printed by Books on Demand GmbH, Norderstedt / Germany